BIBLIOTHÈQUE DU PROGRÈS

OCTOBRE 1900. NUMÉRO 1

SYPHILIS

Par le Docteur VAIDY

PRIX : **20** CENTIMES

ROUEN

A. BARREY — Librairie Parisienne

17, Rue de la République

BON DE PRIME A DÉTACHER

Tout acheteur qui renverra le présent bon de prime accompagné de 0 fr. 25 pour frais d'envoi à l'éditeur, recevra *franco*, une superbe lithographie : LE PANORAMA DE L'EXPOSITION, mesurant prête à être encadrée, d'une valeur commerciale de 1 fr. 50.

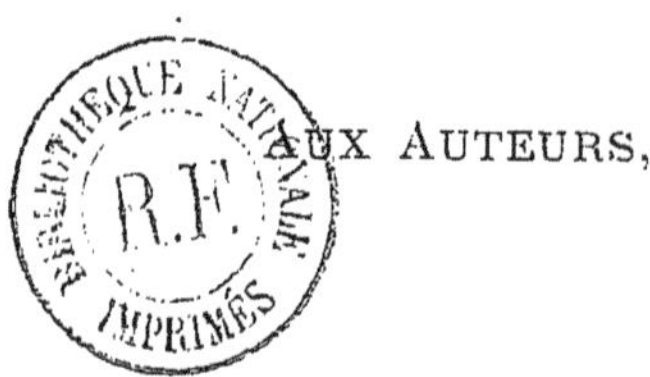

Aux Auteurs,

A vous tous qui n'avez pas l'argent nécessaire pour vous faire éditer, nous offrons un moyen de lancer vos œuvres. Il vous suffira pour cela d'en adresser copie à la Librairie Parisienne, 17, rue de la République, à Rouen, et si elles sont d'un intérêt réel, nous les publierons au fur et à mesure dans notre Bibliothèque du Progrès. Tous les sujets peuvent être traités.

Aux Lecteurs,

Avec l'aurore du xxme siècle, nous avons tenu à créer une publication périodique à un prix très modique. Chaque brochure contiendra un sujet en son entier, ce qui vous évitera d'onéreuses dépenses et d'inutiles attentes ; de plus, chaque volume contiendra un bon prime qui remboursera la valeur du volume.

LA SYPHILIS

est une maladie contagieuse qui se gagne de tant de manières qui se présente sous des formes si variées et si multipliées, qu'elle n'est pas susceptible de définition philosophique.

Nous la ferons mieux connaître par l'énumération de ses symptômes et des modifications dont elle est susceptible ; ensuite nous chercherons son origine, ses progrès, ses variations, ses différents moyens de communication ; enfin nous indiquerons les traitements mis en usage pour la guérir, et nous terminerons par l'examen des préservatifs.

Les symptômes de la syphilis ne se sont annoncés que successivement, les uns plus tôt, les autres plus tard ; ceux-ci se sont rencontrés sous la même forme, et avec la même intensité ; ceux-là ont été plus rares et ont subi plusieurs modifications.

Les premiers auteurs ne parlèrent que des pustules qui commençaient aux parties génitales et se répandaient ensuite sur différentes parties du corps : ces pustules étaient tantôt croûteuses, tantôt humides, tantôt ulcérées ; bientôt des douleurs se faisaient sentir dans les membres et dans les articulations. (Voyez Leonicenus, Gaspard Torella et autres, dans la collection de Luisinus.)

Les pustules étaient précédées, accompagnées et suivies d'ulcères aux organes génitaux. Peu d'années après, on vit des ulcères à la bouche et à l'arrière-bouche, au nez et aux yeux ; des exostoses, des douleurs ostéocopes ; plus tard, parurent les bubons, l'alopécie, la gonorrhée, le tintement d'oreille, etc.

Nous allons passer en revue ces différents symptômes, d'abord aux parties molles avec excitation, avec solution de continuité, avec excroissances et avec tumeur ; ensuite aux parties dures avec excitation, avec solution de continuité et avec tumeur et engorgement.

L'inflammation et l'ulcération des muqueuses porte le nom de blennorrhagie. La sécrétion plus abondante de mucus, mais sans inflammation, est la blennorrhée. On appelle l'une et l'autre affection, écoulement ; lorsqu'on croyait que la matière de l'écoulement était de la semence, elle avait le nom de gonorrhée ; les malades qui éprouvaient un sentiment de chaleur, de brûlure, l'appelaient chaude-pisse. Les muqueuses affectées le plus souvent, sont celles du canal de l'urètre et du prépuce chez l'homme, du vagin et du canal de l'urètre chez la femme, du rectum, du nez et de l'œil dans les deux sexes.

Les écoulements peuvent être de simple irritation ; ils peuvent être de contagion, et de contagion de différentes espèces. Les livres juifs, les écrits de plusieurs médecins, les règlements de plusieurs lieux de débauche, l'expérience journalière ne laissent aucun doute sur les différentes espèces d'écoulements.

Les écoulements vénériens n'ont été connus que vers l'an 1527 ; il n'en avait pas été question dans les traités précédents de syphilis. On reconnait les écoulements d'irritation simple quand ils paraissent après une injection plus ou moins caustique, après l'introduction d'une bougie ou de tout autre corps dur, inégal ou cuisant ; ils paraissent aussi lorsque la partie muqueuse a été touchée par une matière sébacée, ou par de la mucosité ou par de la suppuration retenue trop longtemps, faute de soin de propreté.

La contagion des écoulements est relative ou absolue ; la première dépend de l'organisation de l'individu qui le rend apte à gagner un virus qu'il ne peut transmettre à un autre individu. La contagion absolue est celle qui se propage également à tous les hommes ; elle dépend de la nature du principe morbide. Le principe morbide peut n'avoir qu'une contagion *sui generis*, il paraît aussi avoir la contagion vénérienne.

La solution de continuité des muqueuses, ou de la peau occasionnée par la syphilis, s'appelle ulcère vénérien ou chancre ; ces ulcères ont été pris pour un produit de virus vénérien, peut-être en 1503, certainement en 1510. Peut-être même remontent-ils à l'époque où l'on suppose qu'a commencé cette maladie, il est très probable que des parties aussi tendres que le sont les organes sexuels, ont été altérées d'abord, dans leur texture, par une espèce de déchirement. Avant la syphilis, il y a eu aussi de ces ulcères spontanés et par cause intérieure, tels que les aphthes de la bouche, les déchirements par excitations forcées ou par distensions exagérées.

Les chancres sont primitifs ou consécutifs, inflammatoires ou indolents, simples ou compliqués, stationnaires ou rongeants ; leur siège a lieu chez l'homme au gland, au prépuce, à la peau de la verge ; chez la femme, aux petites et grandes lèvres, au clitoris et à son prépuce, à l'entrée du vagin, à la fourchette et aux seins. Pour les deux sexes, ils se manifestent quelquefois au nombril, fréquemment à l'anus ; presqu'aussi souvent à la bouche, à l'arrière-bouche, au nez, aux yeux, aux oreilles, entre les doigts et les orteils ; les chancres de l'anus et des orteils portent aussi le nom de rhagades.

Parmi les symptômes avec développement dans le tissu, ou avec saillie, soit par engorgement dans le système lymphatique, soit par collection de pus, sont les pustules, les excroissances, les végétations, les poireaux, les verrues, les nodus, les tophus, les bubons.

Les pustules sont des élevures, des inégalités, des tubercules qui dépassent le niveau de la peau ; on a même donné ce nom à de simples taches.

Les pustules sont primitives ou consécutives, isolées ou confluentes, croûteuses, squammeuses, sèches, humides ou ulcérées, générales ou partielles. Toute l'habitude du corps peut être leur siège, elles paraissent également aux muqueuses, à la peau humide, à la peau d'un tissu lâche, à la peau d'un tissu épais et serré. Quelquefois elles commencent par les parties qui ont été en contact avec la matière contagieuse, et se répandent ensuite successivement aux parties les plus éloignées ; d'autres fois elles paraissent subitement ou aux membres, ou au tronc, ou à la tête, ou à toutes les parties en même temps ; elles sont sinon le premier, du moins un des premiers symptômes de la maladie.

On a donné aux pustules vénériennes des noms tirés de leur forme, de leur nature et de la comparaison qu'on en a faite avec des graines ou des fruits. de là les pustules, formiées, quand elles sont rouges comme des morsures de fourmis, ortiées, par la ressemblance avec les élevures résultantes de l'urtication; miliaires, par la comparaison des graines du millet; galeuses, par leur volume et leur forme ; séreuses, parce qu'elles sont le produit d'une matière séreuse rassemblée sous l'épiderme et simulant une graine de raisin; tuberculeuses, quand elles sont arrondies; squammeuses, quand elles sont formées d'écailles ; croûteuses, quand il y a eu du pus desséché, épais et rugueux ; serpigineuses, quand elles sont en rond ou en zigzag, comme est le serpent lorsqu'il est tranquille ou lorsqu'il rampe; ulcérées, si la surface est en suppuration.

Les excroissances sont des développements des allongements de quelques points de la peau, ou des muqueuses; tels sont les condylômes, les ficus, les crêtes, les verrues; on donne aussi le nom d'excroissances aux développements qui paraissent venir du tissu même de la peau et percer l'épiderme comme le germe des graines perce la terre; mais alors on les appelle excroissances végétatives, ou végétations.

Les excroissances et les végétations se trouvent aux parties génitales des deux sexes, à l'anus, plus rarement à la bouche, encore plus rarement au conduit auditif, aux ailes du nez, aux paupières, et à des parties où la peau est lâche et humectée d'une transpiration plus abondante : trés rarement aux organes intérieurs.

Les condylômes tirent leur nom de la ressemblance qu'on a cru trouver entre eux et quelques têtes des articulations, parce qu'ils ont l'extrémité arrondie et l'attache grêle ; ils sont composés de tissu cellulaire et vasculaire ; leur consistance est celle d'une glande lymphatique.

Les fics ou ficus sont, suivant les uns des prolongements aplatis et peu saillants ; suivant les auteurs anciens, ce sont des tubercules arrondis, dont la surface est inégale, à peu près comme l'est une figue quand elle commence à pousser.

Les crêtes de coq sont aussi des prolongements en forme de crêtes gallinacées, dont le bord adhérent est plus large, le bord libre plus étroit, ordinairement découpé, et dont les deux faces sont tantôt lisses, tantôt rugueuses.

Les verrues sont des exubérances circonscrites qui s'élèvent comme des tubercules, se durcissent, se fendillent et deviennent souvent douloureuses quand on les comprime ou qu'on les heurte.

Les poireaux, en suivant l'usage reçu, sont dans la classe des excroissances ; mais, dans la réalité, ce sont de petits engorgements du volume d'une graine de chanvre, d'une couleur de cristal dans les commencements, puis de couleur terne ; enfin de couleur jaunâtre placés entre le derme et l'épiderme ; ils soulèvent leur enveloppe ; leurs vaisseaux nourriciers les attachent au derme qui les fournit, et à l'épiderme par les vaisseaux exhalants qui s'y terminent.

Les végétations ou excroissances végétatives sont connues sous les noms de choux-fleurs, quand elles sont anfractueuses, blanches et à base retrécie ; de mûres quand elles sont couvertes de gros tubercules comme ces fruits ; de framboises, quand les tubercules sont moins gros ; de fraises, quand les tubercules sont petits ; de groseilles, quand la surface est lisse.

Les végétations ne sont pas toujours un symptôme de syphilis ; on en voit paraître spontanément sur les muqueuses, sur la peau humectée, quand il y a laxité et engorgement du tissu cellulaire, par exemple, dans l'état de grossesse, quand il y a des frottements, des titillations sur les organes sexuels.

Le virus syphilitique peut aussi agacer les nerfs et en troubler l'harmonie sans qu'il paraisse d'altération aux parties ; de là les douleurs de tête, les douleurs articulaires, les tremblements, l'épilepsie, accidents qui, quoique produits par bien d'autres causes, le sont quelquefois par le virus vénérien.

Si les poils et les ongles n'appartiennent pas absolument à la peau, ils en sont au moins comme des appendices, et ils doivent s'y rattacher par leurs maladies comme par leur usage; ils peuvent être seulement malades comme dans la canitie: ils peuvent être frappés de mort comme dans l'alopécie. Si ce sont les ongles, la maladie s'appelle onglade; si ce sont les poils, c'est la pelade.

Enfin le tissu cellulaire sous cutané, les glandes lymphatiques sont également exposés à l'irritation syphilitique, ce qui constitue les bubons inguinaux, axilaires, cervicaux. avec ou sans suppuration; les nodus, les tophus, les gommosités, les bubons sont plus fréquents, aux aines qu'aux autres parties; ils sont simples ou compliqués d'autres symptômes; ils sont primitifs ou consécutifs: les uns sont indolents, les autres inflammatoires; ceux-ci se terminent par suppuration: ceux-là par résolution. Il y a aussi des terminaisons par gangrène, par induration, par squirre ou par cancer: heureusement ces derniers sont rares.

Les os sont malades par des solutions de continuité, par la cessation de la vie, par des tumeurs.

L'ulcération de la surface des os a le nom de carie; cette ulcération dépend de différentes causes; un coup, une compression. une tumeur, une action continuelle d'un corps sur un os, donnent lieu à la carie de cause externe.

Les vices scorbatiques. dartreux, scrofuleux. cancéreux et autres déterminent cette maladie. La carie attaque de préférence les os plats, couverts seulement d'une membrane ou de la peau; et les extrémités des os longs. C'est ordinairement le scrofule qui carie les os courts; la voûte palatine, la cloison nasale, les cornets, les os du crâne, les tibias, les cubitus sont les os le plus fréquemment atteints par la syphilis; nous disons le plus fréquemment, parce qu'il n'en est pas un qui en soit exempt.

La nécrose est la même maladie, mais portée à un degré plus étendu, elle suppose une portion d'os plus ou moins considérable frappée de mort; il y a des nécroses de différents degrés, suivant qu'il y a plus de largeur et de profondeur d'os affecté; il n'est pas très rare de trouver des os cylindriques, morts dans toute leur étendue, renfermés dans de nouveaux os, et des os plats remplacés par une nouvelle ossification.

L'exostose est une tumeur survenue à la surface des

os, plus ou moins volumineuse, tantôt conique, tantôt irrégulière, fréquente aux os plats et à la partie moyenne des os longs, rare à leurs extrémités et aux os courts. Celle des os plats et du milieu des os longs conserve le nom d'exostose ; les tumeurs des extrémités sont des hypérostoses ; il y a quelquefois des périostoses qui consistent dans un engorgement du périoste, dur et rénitent à cause de sa densité, mais susceptible de se résoudre facilement. Il y avait des exostoses longtemps avant l'existence de la syphilis ; il y a encore beaucoup d'exostoses qui sont le produit des scrofules, du scorbut, du cancer et autres principes morbides, même d'agents extérieurs comme coups et compression ; il y a des exostoses cerniformes, spongieuses ou caverneuses, des exostoses cornées, et des exostoses éburnées.

Les exostoses sont compliquées d'inflammation, de douleurs, de suppuration des parties qui les recouvrent, de carie à l'exostose même ou aux environs.

La douleur peut dépendre de la distension des parties ; elle peut avoir son siège dans la tumeur même et dans d'autres os. Dans ce dernier cas, c'est la douleur ostéocope. Il y a des douleurs rhumatismales que l'on confond avec les douleurs vénériennes, mais qu'on peut facilement distinguer quand il n'y a pas de complication. Les douleurs rhumatismales sont très mobiles, les douleurs vénériennes sont fixes : les premières sont superficielles. les dernières sont profondes ; les douleurs rhumatismales s'exaspèrent par le froid et l'humidité ; les douleurs vénériennes sont rares et faibles le jour ; elles prennent de l'intensité le soir et augmentent jusqu'au milieu de la nuit, ensuite se tempèrent et se dissipent le matin.

La syphilis existait-elle avant la fin du quinzième siècle ? A-t-elle paru spontanément à cette époque ? A-t-elle été apportée en Europe d'une autre partie du globe ? Ces trois suppositions peuvent être également admises ; elles peuvent être également rejetées ; il y a de fortes raisons pour et de fortes raisons contre. Nous allons les rapporter, et on jugera de leur valeur.

1° Ainsi que nous venons de le dire, il n'y a qu'un instant, il y avait des écoulements avant 1494. On trouve dans le Lévitique les passages suivants :

« Si un homme a un écoulement de matière séreuse, il sera impur ; on reconnaîtra qu'il est dans ce cas, lorsqu'une humeur gluante s'attachera à sa chair (sa verge) ; le lit où il aura couché et le siège sur lequel il se sera reposé seront immodes. Tout homme qui aura touché ces meubles, lavera les vêtements qu'il avait et sera encore immonde jusqu'au soir.

« Lorsque le malade sera guéri, il se lavera, ainsi que ses vêtements, dans l'eau vive, et sept jours après la cessation de l'écoulement, il sera pur. Le huitième, il se présentera à la porte du temple avec deux tourterelles qu'il présentera au prêtre qui les sacrifiera et qui priera le Seigneur de le rendre et de le conserver pur. »

Hippocrate, Aretée, Galien, Alexandre de Tralle, Celse ont fait mention de gonorrhées, ou écoulements de semence.

M. Becket, chirurgien de Londres, cite un passage de Jean Ardern, année 1390, qui fait mention expresse d'ardeurs d'urine ou arsure, causées par des ulcérations du canal et des écoulements ; il indique les médicaments qu'on administrait dans ce cas. il rapporte un passage du règlement d'un lupanar qui condamne à une forte amende le chef de cet établissement si on y trouve une femme attaquée de l'arsure. Le règlement du lupanar d'Avignon contient les mêmes précautions et ordonne au chef de faire visiter non seulement les femmes de cette maison, mais aussi les hommes qui demandent à y entrer.

On peut répondre 1° qu'il n'est pas démontré que les écoulements de semence dont parle le Lévitique, aient été des écoulements vénériens, quoiqu'on regardât comme immondes les hommes qui en étaient attaqués et qu'on ordonnât leur éloignement de la société ; en effet. les femmes qui avaient leurs règles, les femmes qui étaient en couches étaient aussi immondes ; on ne devait pas en approcher ; cependant les règles, les lochies ne sont pas contagieuses.

2° Il est bien reconnu qu'il existe un grand nombre d'écoulements qui ne sont pas vénériens, qui ne sont pas contagieux, ou qui ont une contagion relative ; il ne doit donc pas y avoir de difficulté à admettre des écoulements chez les anciens, mais en reconnaissant que ces écoulements étaient simples et étrangers à la syphilis.

Hippocrate, Galien, Celse parlent des ficus, des poireaux, des verrues. des condylômes, avec les caractères que nous reconnaissons aujourd'hui à ces prolongements, occupant les mêmes endroits du corps, notamment les parties sexuelles et l'anus, d'où on en conclut que ces symptômes étaient, comme il le sont actuellement. des symptômes de la vérole.

L'histoire des Juifs, les ouvrages des médecins grecs, romains, arabes et de ceux du moyen-âge décrivent des affections de la peau, telles que les ulcères des parties génitales, les phlegmons, les couleurs variées de la peau. les squames, les croûtes, les tubercules ulcérés, tous symptômes que la syphilis s'est appropriés sous les noms de taches pustuleuses, de pustules granulées, de pustules tuberculées, pustules croûteuses, pustules ulcérées.

On ne peut le dissimuler. la ressemblance est telle dans les différentes altérations cutanées du temps actuel avec celles des temps éloignés, qu'il est impossible, dans bien des cas. de décider si une affection est vénérienne ou non ; la seule chose qu'on puisse dire pour ôter l'identité, c'est que les anciens ne présentaient pas ces maladies comme contagieuses, si on en excepte quelques dartres, quelques ulcères rongeants et la lèpre.

De plus, une maladie peut succéder à une autre maladie, sans qu'elle doive présenter les mêmes symptômes: il suffit que la dernière ait quelque ressemblance avec la précédente. qu'elle la domine et qu'elle la fasse enfin disparaitre ; n'est-ce pas ce qui a eu lieu à la fin du quinzième siècle, au commencement du seizième ? Dans ce temps, la lèpre et l'éléphantiasis étaient fréquents; il y avait des hôpitaux spéciaux pour ces maladies, mais peu à peu ces hôpitaux devinrent déserts, et et on leur donna une nouvelle destination.

Pourquoi ces affections cutanées sont-elles disparues à l'invasion de la syphilis ? N'est-ce pas parce qu'il n'y a pas eu réellement une autre maladie, mais parce qu'une influence quelconque a donné une modification différente qui a changé quelques parties du caractère primitif, et en a conservé d'autres de manière à lui donner une physionomie différente de la première ?

2° La syphilis peut être une maladie récente occasionnée par une réunion de plusieurs circonstances qui lui ont donné naissance : en effet, les premiers auteurs qui ont écrit sur cette maladie ont cru qu'elle devait son origine à l'intempérie des saisons. ou à la colère divine, ou à d'autres causes ridicules et extravagantes. Léonicenus assure que la maladie parut à la suite de grandes inondations portées à un tel point, que les torrents qui descendaient des Apennins pour se jeter dans le Pô étaient tellement débordés, qu'on ne pouvait plus reconnaître leurs lits, et qu'ils communiquaient tous ensemble ; qu'à Rome, les eaux du Tibre s'étaient élevées à douze aunes au-dessus de la hauteur ordinaire ; que chaque maison ressemblait à une île. et que les bateaux se trouvaient au niveau des croisées du premier étage ; que les chaleurs survenues avant que la terre ne fût desséchée, il en était résulté des émanations morbides qui avaient donné naissance à la maladie vénérienne ; il rapporte, pour soutenir son opinion, celle du père de la médecine et de son commentateur.

Les maladies, dit Hippocrate, qui surviennent dans les temps chauds et humides, sont les écoulements par les yeux, les douleurs d'oreilles, les suppurations des parties génitales, les ulcérations de la bouche. Galien ajoute, en examinant ce passage, que ces accidents ont lieu lorsque le vent ne souffle pas, ou bien lorsque le vent du midi règne seul. Il observe que les sueurs, les évaporations qui sont fréquentes aux parties génitales occasionnent tantôt des pustules superficielles, tantôt des ulcérations prurigineuses, qui, par leur acrimonie, désorganisent la peau, la détruisent à la manière des ulcères rongeants. La même cause ne produit-elle pas, poursuit Leonicenus, des effets semblables à ceux qui eurent lieu du temps d'Hippocrate ? Ne voyons-nous pas des exsudations dans différentes parties du corps qui rendent les surfaces ulcérées dans certains cas, rugueuses dans d'autres, qui donnent l'aspect d'érysipèle, de dartre, de pustule, etc ? N'y a-t-il pas des prolongements en forme de ficus ? La bouche, l'arrière-bouche ne sont-elles pas parsemées d'ulcères ? On doit effet admettre une grande ressemblance entre ces différentes affections.

A l'époque où la maladie vénérienne fixa l'attention des médecins, l'astrologie judiciaire était en grande vogue ; les astrologues jouissaient d'une confiance exclusive ; aucun événement n'avait lieu sans leur en demander l'explication et sans les interroger sur la cause et sur les suites.

La médecine ne fut point exempte de ces absurdités. Chaque aspect, chaque rapport des astres connus, chaque constellation donnait naissance à une maladie particulière. Conradinus Gilinus (1597) attribue la maladie nouvelle à la jonction de Mars avec Saturne ; Gaspard Torella (1599) à la rencontre de Saturne dans le signe du bélier ; Wendelinus Hock (1502) à la réunion de Jupiter, de Mars, de Mercure et du soleil dans le signe de la balance qui est la maison des maladies. Beaucoup d'autres médecins eurent la même opinion. Aujourd'hui que l'astrologie n'a plus cours, l'explication qu'elle donnait n'est plus admise ; d'ailleurs il y avait contradiction manifeste entre les différents auteurs, puisque les constellations auxquelles ils attribuaient l'origine de la maladie, n'avaient eu lieu ni dans les mêmes années, ni aux mêmes époques de ces années : aussi Wendelinus fait-il remonter l'origine du mal à l'année 1483, développée en 1484, et généralement répandue en 1487.

Beaucoup de médecins italiens et espagnols firent intervenir la divinité, et considérèrent la maladie comme une punition du ciel pour les crimes commis, et comme un avertissement sévère aux hommes de ne plus se livrer au libertinage effréné auquel ils s'abandonnaient sans mesure. Conradinus Gilinus, Alménar, Lobera, Cataneus et beaucoup d'autres adoptèrent cette explication ; mais dans les siècles antérieurs, les mœurs étaient aussi corrompues qu'à l'époque présumée de la syphilis ; et, malgré le danger imminent d'une maladie souvent cruelle, quelquefois mortelle, les hommes n'ont point été retenus, et se sont précipités dans l'abîme de la corruption.

A ces causes possibles, mais invraisemblables, on en a ajouté de niaises, de ridicules, d'extravagantes, et qui ne méritent pas l'honneur de la réfutation, parce qu'elles ne reposent sur aucune probabilité. Ainsi, Jean Linder suppose que le mal vénérien a été produit par l'accouplement d'hommes avec des singes ; Van Helmont, par l'accouplement d'un homme avec une jument qui avait le farcin ; Jean Manard, par le commerce d'un chevalier lépreux avec une courtisane en réputation, et qui transmit en peu de temps à un grand nombre de jeunes gens la contagion qu'elle avait reçue de ce chevalier ; Musa Brassavola, par la copulation avec une femme qui avait un ulcère sanieux à la matrice ; André Césalpin, par le mélange que les Espagnols, pour se venger des Français, avaient fait du sang de lépreux avec du vin ; Gabriel Falope, par une atroce perfidie des Napolitains en empoisonnant les puits où les Français prenaient l'eau pour leur cuisine ; Léonard Fioraventi, par des pâtes et autres mets dans lesquels entrait la chair humaine. Cet auteur ajoute, pour prouver son assertion, qu'il a nourri des chiens avec la chair d'autres chiens, et qu'il en est résulté des croûtes, des pustules à ceux qui avaient ainsi été nourris ; les expériences annoncées par Fallope ont été répétées et n'ont présenté aucun résultat semblable.

Avoir exposé ces opinions, c'est les avoir réfutées ; il est inutile de s'en occuper davantage puisqu'aucun médecin ne les adopte.

L'imagination poétique de Jérôme Fracastor lui a suggéré une explication qui, sans être fondée, n'offre aucune des absurdités précédentes. Il suppose que Syphilus, berger du roi Alcithoo, possesseur de nombreux et riches troupeaux qu'il faisait paître dans de gras et frais pâturages, avait insulté le ciel en vantant la prospérité de ses troupeaux. J'ai, disait il, mille blanches génisses, mille grasses brebis, et à peine voit-on un taureau et un bélier dans le ciel, et un chien pour les garder (allusion aux signes du zodiaque). Syphilus ne doute pas que son maître ne soit plus riche, plus puissant et plus digne de ses hommages que ne l'est l'auteur de l'univers ; et accompagné de ses semblables, il élève des autels en l'honneur du roi Alcithoo sur les montagnes où il fait fumer l'encens et couler le sang des victimes. Indigné de cette insolence, le soleil lance sur la terre des rayons brûlants qui la dessèchent et qui corrompent les humeurs et le sang de ces êtres vains qui avaient eu l'insolence de prodiguer à un homme des honneurs qui n'étaient dus qu'à la Divinité. Aussitôt parut une peste inconnue aux humains ; Syphilus en fut la première victime ; son corps fut couvert de pustules et d'ulcères ; des douleurs nocturnes atroces ne permettaient plus les douceurs du sommeil et laissaient dans les membres des mouvements convulsifs que rien ne calmait. Les peuples de cette région appelèrent cette cruelle maladie *syphilis*, du nom de l'impie qui l'avait provoquée. Fracastor raconte ensuite son repentir amer, les ferventes prières du peuple adressées à l'auteur de la lumière, la bonté, l'indulgence et la miséricorde de la Divinité qui, touchée de ce sincère repentir, fit croître une forêt de saint bois (gaïac) pour guérir les mortels de tous les pays en proie à la nouvelle contagion.

Cette explication gratuite, permise seulement à la poésie, ne satisfait pas la raison, mais exalte l'imagination et plaît à l'esprit par d'heureuses expressions, par de beaux vers et par une fable ingénieusement présentée.

3° La maladie vénérienne était-elle endémique dans le Nouveau Monde, et nous a-t-elle été apportée d'Amérique ?

Astruc, dans son savant traité de la maladie vénérienne, a embrassé cette dernière opinion, et l'a soutenue avec une force et une opiniâcreté qui tiennent plus de la passion que de la vérité.

Astruc rapporte plusieurs autorités, fait plusieurs raisonnements pour prouver que la syphilis vient de l'Amérique ; mais plusieurs médecins, et notamment Reboïra, Sanchez, donnent des raisons aussi péremptoires en faveur de l'opinion contraire. Nous allons indiquer en peu de mots et avec impartialité le pour et le contre.

Charles VIII, roi de France, entra en Italie au mois d'août 1494, traversa le Milanais, la Toscane, l'état ecclésiastique, et s'empara au mois de février suivant, du royaume de Naples dont il se croyait le légitime héritier. Il y resta jusqu'au mois de mai et fut de retour en France au mois d'octobre de l'an 1495, après avoir vaincu et dispersé, à la bataille de Fornou, l'armée de Venise et de ses alliés. Les soldats laissés à Naples pour conserver cette conquête éprouvèrent plusieurs disettes, suites de nombreuses trahisons, et rentrèrent dans leur patrie exténués de fatigue et de misère, à la fin de l'année 1496.

L'invasion de l'Italie est l'époque qu'on assigne de la première apparition du mal vénérien en Europe. Les médecins qui ont écrit sur la maladie vénérienne s'accordent assez sur cette époque, à peu de chose près. Gaspard Torella dit qu'elle était née en Auvergne 1493 ; Ulric de Hutem, Pierre Haschard, Bergarutus, Petronius assurent qu'elle parut en Italie la même année 1493 ; Conradinus Gilinus, Wendelinus Hock, Jean de Vigo, Jacobus, Cataneus assignent l'année 1494 ; Jérôme Fracastor remonte à 1490 ou dix ans avant 1500. Ainsi, en négligeant l'assertion de Jérôme Fracastor, on peut adopter 1493 ou 1494. Un arrêt du parlement relatif aux vénériens, dans son considérant, dit :

« Aujourd'hui sixième mars 1496 (ou peut-être 1497) parce qu'en cette ville de Paris y avait plusieurs malades de certaine maladie contagieuse nommée la grosse vérole, qui, depuis deux ans a eu grand cours en ce royaume, tant cette ville de Paris que d'autres lieux ». Il est certain, d'après ce passage, que le mal vénérien était déjà multiplié à Paris et dans d'autres villes de France en 1494. Nous ne profiterons pas des avantages que nous donnent les auteurs qui indiquent 1493, et nous nous en tenons à l'année 1494, comme l'époque la plus incontestable des premiers ravages de la syphilis.

Christophe Colomb, Génois, habile marin, ayant obtenu des souverains d'Espagne, Ferdinand et Isabelle, trois petits vaisseaux et cent vingt matelots et militaires, afin de découvrir une route plus courte et plus sûre pour aller aux Grandes Indes, partit de Palos port de l'Andalousie, le 3 août 1492, et aborda à Saint-Domingue le 6 décembre de la même année, après une navigation pénible et dangereuse. Le courage de ses soldats et de nombreuses perfidies lui facilitèrent la conquête de cette île ; il laissa une garnison de trente-huit soldats dans un fort qu'il fit construire, et revint le 6 janvier 1493 en Europe avec son équipage composé encore de quatre-vingt-deux soldats ou matelots, et de neuf habitants du pays qu'il venait de conquérir ; il mouilla aux Açores pendant deux ou trois jours pour y faire radoubler ses vaisseaux ; une tempête le força d'entrer dans le Tage, et de relâcher dans le port de Lisbonne ; le 6 mars de la même année, il descendit à terre avec son équipage et ses Indiens ; il y resta six à sept jours dans les fêtes continuelles que donna le roi Jean, et quitta cette capitale pour aller débarquer à Palos, d'où il était parti sept mois et neuf jours avant ; il prit de suite le chemin de Barcelonne où les rois Ferdinand et

Isabelle tenaient leur cour, et y arriva avec ses compagnons, le 3 avril suivant. pour rendre compte de ses découvertes.

Colomb prépara une seconde expédition qui mit à la voile du port de Cadix, le 25 septembre de la même année 1493 ; elle était composée de dix-sept vaisseaux, de quinze cents soldats ou aventuriers. d'un équipage complet et de beaucoup d'ouvriers. Cette flotte entra au port royal de Saint-Domingue, le 27 novembre. Colomb renvoya en Espagne quatorze de ses vaisseaux sous le commandement d'Antoine de Torrez, au commencement de 1494 ; il s'établit ensuite une communication fréquente entre l'Espagne et la nouvelle colonie par le départ d'Espagne et le retour successif de plusieurs vaisseaux. Christophe Colomb arriva au port de Cadix, le 11 juin 1496. avec deux cents soldats qu'on dit avoir été infectés de la syphilis.

En revenant de son premier voyage, Colomb resta sept à huit jours à Lisbonne avec son équipage, il dut y avoir de fréquentes communications des matelots et des soldats avec les Portugaises pendant cet espace de temps. Cependant aucun médecin, aucun historien n'a dit que la maladie vénérienne se fût déclarée primitivement à Lisbonne.

Colomb traversa une partie de l'Espagne, resta à Barcelone pendant quelques semaines, et fut de là à Cadix pour préparer une nouvelle expédition. Personne n'a dit que Cadix ait été infectée à cette époque ; on peut en dire autant de Barcelone.

Je sais que Roderic Dias, médecin à Séville, a écrit le contraire et qu'il a prétendu que c'est de cette ville que le mal a été porté en Italie par les soldats français ; mais Roderic Dias n'a écrit qu'environ soixante ans après l'origine présumée de la syphilis, et il est le seul médecin qui ait écrit qu'elle se soit montrée aussi promptement dans cette ville.

La presque totalité des médecins et des historiens ayant désigné l'Italie comme le foyer où s'était concentrée la syphilis en 1494, et d'où elle s'était ensuite propagée dans toutes les régions de l'Europe, peut-on raisonnablement mettre en rapport ces différentes époques.

Les soldats et les matelots de Colomb, glorieux et enthousiastes de leur brillante expédition, de leurs importantes découvertes, auraient-ils consenti facilement à abandonner leur chef et à se réfugier dans une carrière obscure. après en avoir parcouru une brillante, et qui promettait d'être lucrative ? D'ailleurs, il était encore très douteux à cette époque que Ferdinand déclarât la guerre à Charles puisqu'un traité avait été conclu entre les deux rois.

En supposant que quelques matelots génois eussent quitté leur chef pour revoir leur famille, ce qui est au moins douteux, le nombre en eût été petit, et ils seraient restés peu de temps parce qu'il était de leur intérêt de se rendre promptement à Cadix où était le rendez-vous pour le second voyage ; enfin, s'ils eussent séjourné longtemps à Gênes, cette ville eût bientôt recelé un grand nombre de malades, ce qui eût éveillé les soupçons et fixé l'attention des habiles médecins de cette république, notamment de Jean de Vigo, Génois, qui assure que la maladie ne parut d'abord que dans le royaume de Naples lorsque Charles VIII en faisait la conquête et qu'elle était encore inconnue à toute autre partie de l'Italie. Ainsi, un petit nombre de matelots qui auraient demeuré quelques semaines à Gênes auraient pu répandre l'infection dans toute l'Italie (où il est très probable qu'ils n'ont point été) ; tandis qu'on ne trouve de traces de la maladie contagieuse dont on les suppose attaqués, ni aux Açores, ni à Lisbonne, ni à Palos, ni dans la partie d'Espagne parcourue par Colomb.

Nous disons qu'on n'en trouve pas de traces parce que le témoignage de Roderic Dias ne peut faire autorité, puisqu'il n'est pas contemporain et qu'il a écrit seulement en 1507. La certitude que la contagion ne s'est pas répandue à Lisbonne, qu'on peut considérer comme la première ville qui reçut Colomb et toute sa troupe, est une des plus fortes preuves qu'ils n'étaient point porteurs d'un principe contagieux. En effet, n'est-il pas bien connu que lorsque des marins arrivent dans un port après une pénible traversée, ils se répandent bientôt dans les cabarets et dans les *lupanar* pour se dédommager de leurs longues privations ?

Toutes ces difficultés ont jeté les partisans de l'opinion, que la syphilis a une origine américaine, dans un plus grand embarras ; ils ont dit que le mal avait été apporté par les soldats de la seconde expédition de Colomb qui étaient en plus grand nombre, qui s'empressèrent de marcher sous les étendards de Gonsalve de Cordoue, le plus célèbre capitaine de son temps, et qui dut, d'après la connaissance de ses hauts faits d'armes, en attirer beaucoup à lui, comme il est d'usage.

Mais cette explication ne peut être admise. La maladie s'est manifestée à Naples avant, ou du moins lors de l'invasion du pays par les Français. A cette époque, le grand capitaine était encore en Espagne, et il n'arriva en Sicile, et n'aborda dans le royaume de Naples qu'après le départ de Charles, plusieurs mois après la première apparition de la maladie ; les soldats de Gonsalve n'ont donc pas porté en Italie une maladie qui y était répandue généralement lorsqu'ils y arrivèrent.

On dit que Margarit, qui fut chargé de ramener plusieurs vaisseaux en Europe et deux cents soldats, était attaqué de la syphilis ainsi que ses soldats.

Il est certain que presque tous les hommes qu'il ramena avec lui étaient malades comme lui ; mais ils l'étaient des suites de la fatigue de la navigation et par l'influence du climat ; leur maladie n'avait point les caractères de la vérole.

L'auteur de la vie de Colomb parle des désastres qu'il éprouva, des maladies qu'il essuya, des médecins américains, et ne dit rien de la maladie dont nous nous occupons.

Si la syphilis est originaire d'Amérique, et si elle est endémique à Saint-Domingue, pourquoi ne se produit-elle pas de nouveau et spontanément de temps à autre ? Est-ce que les mêmes causes n'existent pas dans la température, dans les mutations des saisons, dans la topographie de l'île ? Je sais que la race des habitants a été détruite, mais n'est-ce pas plutôt au sol qu'aux habitants d'une contrée que sont dues les maladies endémiques comme l'indique leur nom.

Sans doute, la syphilis existe parmi les gens de couleur, les noirs et les blancs des Antilles ; mais elle y est gagnée, elle se développe, elle se termine comme dans toute autre contrée ; mais on la guérit plus souvent, plus efficacement avec le mercure qu'avec les sudorifiques que produit le pays.

Pour prouver l'origine américaine de la syphilis, on dit que le gaïac et la salsepareille étaient connus des naturels du pays comme le spécifique de cette maladie, et qu'ils indiquèrent ces bois aux Espagnols pour les guérir ; mais rien ne prouve ce fait : si les Indiens eussent indiqué un spécifique, pourquoi Margarit revint-il en Espagne avec deux cents vérolés ? Pourquoi ne laissa-t-on pas ces malades dans un climat où la maladie est plus bénigne, où la guérison est plus facile ? D'ailleurs, si les sudorifiques sont un puissant auxiliaire contre la maladie vénérienne, ils n'en sont pas le spécifique ; enfin les Américains ne peuvent-ils pas avec plus de raison rétorquer l'argument, et dire, vous avez un spécifique dans le mercure que nous ne connaissions pas, donc vous aviez la maladie avant nous, donc c'est vous qui nous l'avez apportée avec l'esclavage, la torture et la mort.

Sydenham, l'un des plus célèbres médecins dont l'Angleterre puisse se glorifier, a soutenu avec quelques probabilités que la syphilis était endémique dans l'Afrique, notamment en Guinée, et qu'on avait vu souvent des Nègres qu'on transportait de ce pays dans les Antilles, avoir, même étant à bord et avant de communiquer avec personne, une maladie absolument semblable à celle qu'avaient les autres Nègres venus du même pays, consistant en pustules et ulcères qu'on guérissait principalement par la salivation mercurielle.

L'historien Thuau qui a séjourné longtemps dans l'île de Java. prétend qu'une maladie semblable à la syphilis est généralement répandue dans cette île, et qu'on la guérit en exposant les malades à un soleil ardent.

D'autres historiens disent que la même maladie est endémique dans l'Ethiopie, dans la Mauritanie, aux îles Moluques, à Amboine, et enfin dans plusieurs parties de l'empire chinois.

Nous rapportons ces opinions sans les discuter, sans les adopter. mais seulement pour présenter tous les motifs d'incertitude qui ont lieu sur ce point.

Les symptômes de la syphilis ne se sont montrés que successivement avec plus ou moins d'intensité, quelques-uns sont devenus très rares.

Pendant les vingt premières années, on vit des ulcères aux parties génitales des malades, qui changeaient de place, ou disparaissaient, avec tristesse et abattement : après il paraissait des pustules croûteuses, d'abord à la tête. qui prenaient un accroissement successif et parvenaient au volume d'un gland de chêne ; les unes plus sèches étaient plus petites, d'autres plus humectées, plus tendres, étaient aussi plus grosses, s'ulcéraient jusqu'aux os, et donnaient une suppuration ichoreuse ; on voyait aussi des ulcères profonds dans la bouche et l'arrière-bouche ; les uns avaient les lèvres rongées, le nez se détachait aux autres, l'œil abandonnait l'orbite à ceux-ci, ceux-là perdaient les organes de la génération. Outre ces accidents, beaucoup de sujets étaient en proie à des douleurs atroces, principalement pendant la nuit ; les membres restaient impotents ; il survenait un amaigrissement général qui se terminait par l'hydropisie et la mort. Tous ces symptômes se trouvent bien dans les auteurs des vingt premières années de la naissance supposée du mal, mais dans un ordre différent ; suivant Léonicenus, la maladie commençait par des pustules aux organes de la génération qui se répandaient ensuite par tout le corps. Suivant Torella, la maladie consistait dans les ulcérations de la peau et des pustules. Suivant Grecus Pockius, tout le corps était couvert de pustules, d'après deux gravures mises au bas de son ouvrage pour l'an 1596.

En 1514, Jean de Vigo décrivit le premier les squirrosités osseuses ou exostoses, au front, aux omoplates, aux humerus, aux tibias, aux fémurs, aux hanches et au bas de la colonne vertébrale, les os étaient cariés, rongés, et la moëlle tombait en dissolution. En 1518, Pierre Maynard fit connaître les poireaux, les tubercules, les verrues, principalement à la verge chez l'homme, et à la vulve chez la femme. Vers 1532. Nicolas Massa décrivit les tumeurs inguinales ou bubons, entrevus par Fracastor, en 1530. Musa Brassavole, Gabriel Fallope, assurent que l'alopécie ou chute des cheveux et des poils a fixé l attention des médecins, comme symptômes de la syphilis vers 1533.

Il y avait eu des écoulements entrevus par quelques médecins, décrits par plusieurs autres ; mais c'est vers 1540 que la gonorrhée virulente fut considérée comme un symptôme fréquent du virus vénérien, par Brassavole, Fernel, et plus tard par Fallope, qui assure aussi que le tintement d oreille était vers 1550 un symptôme très fréquent de la vérole confirmée.

Enfin, en 1600, parurent des engorgements lymphatiques, transparents, comparés au cristal et appelés, par cette raison, cristalline, décrits par Guillomet, en 1611 ; par Jean Colle, en 1620 ; par Jean Horteman, en 1630 ; par Monarieux, en 1665 ; et par Charles Musitan, vers 1680.

Des médecins ont souvent multiplié au-delà de la réalité les symptômes de la syphilis, en considérant comme symptômes ce qui n'était que des complications ou des dégénérations de la maladie. Ainsi quesque toujours le phymosis est un accident qui résulte d'un chancre douloureux ou inflammatoire, mais qui n'est point un produit direct du virus. Il en est de même du paraphymosis, qui a lieu par un renversement inconsidéré du prépuce, derrière la couronne du gland. La dysurie, la strangurie ne sont point un effet immédiat du virus ; elles existent quand il y a stricture, rétrécissement dans le canal à la suite de blennorhagies conservées très longtemps ou contrariées intempestivement ; il est des accidents qui persistent après la guérison radicale de la vérole, et qu'il est contre les principes et l'expérience de traiter par les antivénériens.

Le traitement de la syphilis varie suivant la nature de la maladie. suivant son intensité, suivant la constitution des malades, suivant les régions et suivant les complications. Les mêmes médicaments peuvent aussi subir des modifications dans leur préparation, et être donnés sous différentes formes.

Le mercure est administré par frictions sur la peau, quand il est mélangé avec un corps gras ; quand sous forme de sel il est dissous dans un fluide ; et étendu convenablement à l'intérieur de la bouche, et quand, sel insoluble, il est réduit en poudre.

Le mercure est donné en vapeur et absorbé par la peau, quand il est mélangé avec une matière combustible qu'on fait brûler. Le mercure est pris à l'extérieur, quand il est mélangé avec un corps gras ou un corps savonneux. Le mercure est donné à l'intérieur sous forme saline : 1º dans un liquide simple ; 2º dans du lait ; 3º dans une tisane ; 4º dans une composition sirupeuse ; 5º dans un principe extractif ; 6º mélangé avec de l amidon ou de la gomme arabique ; 7º avec des substances purgatives ; on l'administre aussi en lavements.

La squine, le gaïac et la salsepareille, sont d'un usage fréquent contre la syphilis ; on les administre en tisane aqueuse, en tisane vineuse, en sirop en rob, en extrait et en poudre.

Ce dernier médicament, d'une efficacité peu certaine quand il est seul, est héroïque, aiguisé d'un sel mercuriel, ou donné à des malades saturés de mercure. Il est encore efficace quand on y ajoute de l'antimoine ou une petite fraction d'un métal bien efficace, mais bien dangereux.

Le fer, l'or, le platine, peuvent, dans quelques cas, détruire le virus vénérien sans autres moyens accessoires ; mais ces cas sont rares.

Il y a des médicaments excellents pour combattre les complications qui s'opposent à la guérison sans opérer eux-mêmes et directement à cette guérison : tels sont les opiacés, les amers, les antiscorbutiques, les vins chicoracés, les vins de kina.

Nous ne faisons pas mention de l'acide nitrique, qui n'a pas plus de propriétés que n'en a une limonade ; des plantes nombreuses, amères, vulnéraires, aromatiques, si longuement détaillées par les anciens, et que des charlatans renouvellent de temps à autre. C'est ainsi qu'un Velnas préconisait au milieu du siècle dernier, un sirop de roseau des marais ; c'est ainsi qu'un charlatan le prescrit avec la passerage. C'est ainsi qu'un apothicaire est venu d'un port de mer proposer l'extractif de persil ; c'est ainsi qu'un médecin de Paris avait fait une longue liste des plantes indiquées pour tisane par beaucoup d'auteurs et prétendait avoir trouvé dans toute la propriété antivénérienne, mais seulement par la seule combinaison que lui seul savait faire.

Moyens de propager la syphilis. Dans les commencements, lorsqu'il fut connu que la maladie était contagieuse, on crut qu'elle pouvait être communiquée en

respirant le même air, en touchant la main, les vêtements. les membres d'un vérolé ; que la réunion des
chrétiens dans les temples, que les approchements du
tribunal de la pénitence étaient des moyens fréquents
de contagion ; aussi, à cette époque. ne se cachait-on
pas d'être atteint de cette maladie ; des auteurs médecins n'hésitaient pas à rendres publiques des observations de syphilis faites sur de vertueux princes, sur de
saints abbés, sur de respectables prélats.

Le moyen de propagation de la syphilis. le plus com-
mun, est incontestablement celui des parties sexuelles
dans le rapprochement des deux sexes, parce que c'est
dans ces parties que le virus fixe le plus communément
son séjour, parce que ces parties sont toujours ou presque toujours humectées, parce que l'épiderme qui les
recouvre est tendre et mince, parce que les organes
restent longtemps en contact, parce que le mouvement
rend l'absorption plus facile.

Les organes de la bouche sont souvent les propaga-
teurs de la contagion par un baiser lascif, par l'applica-
tion des lèvres ou de la langue sur une partie du tissu
muqueux, par la succion des seins surtout dans l'allai-
tement. Si la bouche d'un enfant peut infecter une nourrice, le sein d'une nourrice peut aussi infecter l'enfant.

Ces affections alternatives ne sont que trop fréquentes. Ici se présente une question : Y a-t-il des moyens
de reconnaître si la maladie a passé de la nourrice à
l'enfant ou de l'enfant à la nourrice ? Lorsque le mal
existe chez les deux individus en même temps, et qu'il
est arrivé à l'état de maladie consécutive, on ne peut
avoir que des probabilités tirées de la santé des père et
mère, de l'enfant et de celle du mari de la nourrice ;
tirées de l'époque à laquelle le mal s'est manifesté chez
l'un ou l'autre, ce qui est quelquefois très difficile à
constater. Mais on peut avoir certitude que l'enfant a
passé le mal à la nourrice, lorsqu'il a des ulcères dans
les fosses nasales des pustules tuberculeuses, croûteuses ou ulcérées dans quelques parties du corps, avec les
caractères de maladie déjà ancienne. On peut aussi
avoir la certitude que la nourrice a infecté l'enfant,
quand elle a des ulcères à l'arrière-bouche, des pustules
sur le corps, des exostoses, et l'enfant seulement des ulcérations à la bouche, au nez ou à l'anus.

Un verre, une cuiller, une pipe, communs à plusieurs
individus, peuvent être aussi un intermédiaire de contagion ; mais il est nécessaire que le contact ait eu lieu
immédiatement de l'un à l'autre ; que la pipe quittée
par l'infecté ait été prise de suite par un homme sain ;
que le verre passé au voisin n'ait pas été posé sur la
table ; que la cuiller ait été portée d'une bouche à l'autre

sans avoir été essuyée : nous avons vu plusieurs exemples bien positifs, bien constatés de ces différentes communications, nous en avons publié quelques uns.

Les yeux peuvent aussi être infectés directement par un baiser humide sur les paupières, ou par un véhicule lancé à une certaine distance. Le pus qui jaillit d'un bubon en suppuration, quand on en fait l'ouverture, et qui va frapper la conjonctive, peut donner la syphilis et désorganiser l'œil.

L'attouchement des mains, des joues d'un infecté sur celles d'un homme sain, ne donne pas la syphilis : la peau est trop serrée, l'épiderme est trop épais pour que le virus puisse pénétrer ; il n'en serait pas de même s'il y avait de petits ulcères, une simple excoriation, un arrachement de l'épiderme.

De jeunes chirurgiens, en pansant des dépôts ouverts, surtout des accoucheurs en constatant la grossesse et en facilitant le travail de l'enfantement, ont pris la maladie dont les femmes étaient atteintes, par les légères excoriations, résultat de l'arrachement de ces petits prolongements d'épiderme situés près les ongles qu'on appelle *envies*.

Nous croyons pouvoir assurer que le fluide qui sert de véhicule au virus, doit être doué d'un degré de chaleur, d'une espèce de vie qui conserve au virus la force de s'attacher au nouveau corps auquel il a été transmis. Nous avouons notre incrédulité sur les moyens de contagion qu'on attribue à une lunette de commodité, ou à un pot de chambre que personne n'a touchés depuis plusieurs heures, à une éponge dont on ne s'est servi que la veille, aux vêtements qui avaient été toute une nuit éloignés de celui qui les portait habituellement ; cependant nous n'en nions pas absolument la possibilité, ne fût-ce que pour expliquer des choses inexplicables sans cette ressource.

Il y a des syphilis héréditaires du père et de la mère, mais plus souvent du père.

Des médecins sans pratique, sans expérience, qui nient l'hérédité de cette maladie, plutôt, sans doute, par singularité, par esprit de contradiction que par persuation, expliquent les maladies des nouveau nés par une contagion prise au passage ; mais comment admettre cela, lorsque bien des fois les mères n'ont aucune altération, aucun symptôme aux organes sexuels. Comment avoir une telle opinion, lorsque des enfants ont, en venant au monde, quoique rarement, parce que l'action n'est pas encore assez développée, des signes évidents de virus, comme végétations, comme pustules. Un autre fait aussi péremptoire. c'est que des enfants

viennent au monde avec une syphilis héréditaire pater-
nelle, sans qu'aucun symptôme ait paru chez la mère
avant la conception, pendant la gestation, et dix,
quinze, vingt ans après l'accouchement. Nous avons
plusieurs observations de cette espèce. L'un de nous en
cite un assez grand nombre dans ses Leçons cliniques.

Diminution et cessation de la syphilis. La maladie
a-t-elle perdu de sa force depuis trois siècles, et doit-
elle bientôt finir ? Beaucoup d'auteurs sont pour l'affir-
mative ; beaucoup de médecins ont annoncé cet affaiblissement. Pierre Ménard avait prédit, en 1518, qu'elle
irait en croissant jusqu'en 1544, qu'elle diminuerait par
gradation jusqu'en 1584, et qu'elle disparaîtrait entière-
ment cette même année.

Musa Brassavole (en 1550) dit qu'elle est sur son
déclin, parce que les symptômes sont de plus en plus
légers. Lopez de Gomera (en 1553) assure que la vérole
est moins grave, moins fétide qu'elle ne l'était dans les
commencements. Gabriel Fallope annonce qu'elle est
tellement affaiblie qu'on la guérit avec facilité. Temi-
tanus, en 1566, l'a montrée dans un état de vieillesse
et de faiblesse qui annonçait un anéantissement très
prochain.

Levinus Lumnius Laurent Joubert, Alexandre Dieu-
donné, Jean de Vaux, et beaucoup d'autres répètent
tous que la maladie est très affaiblie ; qu'elle tourmente
moins les malheureux qui en sont atteints, et que la
guérison s'opère plus facilement et plus promptement.

Astruc n'a pas été corrigé par ces vaines prédictions
des auteurs précédents, et il a voulu aussi qu'on la crût
prête à s'éteindre.

Fracastor avait émis une opinion plus probable, plus
philosophique sur sa force et sa durée. Il suppose que
la maladie disparaîtra, qu'il n'en restera qu'un faible
souvenir, qu'elle reparaîtra longtemps après, qu'elle
sera de nouveau plongée dans une nuit profonde, pour
se montrer encore après une longue série de siècles, et
étonner, épouvanter la génération de ce temps, qui la
croira une maladie nouvelle.

Ce qu'ont dit les médecins sur la diminution de la
syphilis n'est pas exact. Si, en général, la maladie est
moins grave, en compensation, elle est plus multipliée.
Mais ce n'est pas par sa nature qu'elle est moins grave,
car les malades abandonnés à eux mêmes, livrés aux
charlatans, éprouvent, au bout de quelque temps, des
symptômes qui représentent absolument ceux décrits
par les premiers auteurs, soit pour l'épaisseur des pustules, soit pour la profondeur des chancres, soit pour
les douleurs déchirantes, soit pour la destruction de
quelques organes.

Les médecins qui ont vu avec attention les hôpitaux de vénériens, ne croient pas à l'affaiblissement direct du virus. La maladie est très rarement grave, parce qu'on ne lui donne pas le temps de faire des progrès.

Autrefois, le traitement était l'apanage de quelques personnes ; aujourd'hui tous, ou presque tous les médecins, connaissent la maladie et savent la traiter. Avant nous, les hôpitaux des vénériens étaient fermés à tous les étudiants ; l'un de nous a ouvert les deux battans, et donne depuis quatre-vingts ans une clinique intéressante où sont reçus les jeunes médecins qui veulent s'instruire Certes, cette instruction, commencée avec enthousiasme, et continuée avec zèle, sans autre encouragement que la jouissance d'être utile à l'humanité, a eu des résultats bien intéressants pour le philosophe observateur, pour l'ami de l'humanité.

Préservatifs. Quand on a découvert dans la vaccine le préservatif de la petite vérole, on a aussi espéré trouver un préservatif de la grosse ; mais quand on y a réfléchi, on a reconnu combien cette attente se trouvait peu fondée. La petite vérole ne pouvait avoir lieu qu'une fois ; le principe contagieux s'épuisait par l'éruption ; s'il y a des exceptions, elles ont été très rares. L'expérience a démontré que le virus vaccin neutralisait ou anéantissait celui de la variole, que rien ne peut plus rappeler ; mais le virus de la syphilis peut être repris dix, vingt fois, par la même personne, et y développer les mêmes symptômes. La présence même d'un virus ancien n'en exclut point un nouveau ; nous avons vu bien des fois des malades attaqués de bubons, de pustules, d'ulcères du nez et de l'arrière-bouche, de caries, d'exostoses, gagner des chancres primitifs, des pustules muqueuses, en s'exposant à une nouvelle contagion.

La vaccine, la petite vérole, n'ont aucune action sur le virus vénérien.

Existe-t-il des moyens extérieurs préservatifs de ce virus ?

Wendelinus Hock, en 1502, conseille : 1° d'avoir recours à Dieu et à la sainte vierge Marie ; 2° d'éviter les occasions de pécher. Alménar, en 1512, conseille d'éviter la luxure, parce que, d'après ce que disent les médecins spirituels, certaines maladies sont la suite de certains péchés. La fièvre quotidienne attaque les orgueilleux, la goutte les paresseux, la lèpre les luxurieux, et la maladie vénérienne étant assimilée à la lèpre, elle suivra la même efficacité. Alménar conseille ensuite des lotions avec une décoction de romarin, de sauge, de camomille, qu'on fait bouillir dans du vin blanc, et à laquelle on ajoute du vin de Grenade et du miel rosat.

Alexandre Pétronius, en 1563, conseille d'abord de se laver et d'uriner de suite après le coït. et prescrit après cela la décoction suivante : gentiane, aristoloche, santal blanc, santal rouge, bois d'aloès, corail rouge, corne de cerf, feuilles de scordium, de bétoine, de scabieuse, de roses rouges, de gaïac, de chaque, demi-once dans deux pintes d'eau. On trempe des linges dans cette décoction encore trouble, et on les applique sur la partie qui a été exposée à la contagion. Il conseille aussi des fumigations avec une partie des mêmes substances.

Jérôme Montuus dit qu'il faut tuer un jeune pigeon, le fendre en deux et placer la verge dedans immédiatement après le coït, et lorsque l'animal est encore chaud. Un auteur, dont le nom ne nous revient pas, donne comme un moyen immanquable, l'introduction de la verge, *in vulvâ equæ*. Il y a encore un autre préjugé aussi absurde qu'il est atroce chez des hommes dégradés, savoir, qu'un moyen prompt et efficace de se guérir de la syphilis est de déflorer une jeune vierge. Un autre préjugé aussi criminel, mais sans aucun résultat fâcheux, est de croire que la première personne qui a des rapports avec celui ou celle qui vient de subir un traitement antivénérien, gagne cette maladie. Beaucoup de filles publiques, en sortant de la piscine, refusent leurs premières caresses à des amis de cœur, et les prodiguent à des inconnus. Nous avons vu quelques hommes mariés sacrifier à ce préjugé et gagner une nouvelle maladie en cherchant à placer le restant de celle qu'ils croient sottement avoir encore ou du moins pouvoir encore communiquer.

Depuis longtemps quelques médecins et une tourbe de charlatans ont préconisé chacun leur prophylactique. Ceux-ci ont vanté la pommade mercurielle ; ceux-là une dissolution de deuto-chlorure de mercure ; les uns ont débité un savon composé ; les autres des pommades divines. Un médecin, du nom de Préval, a fait grand bruit, vers le tiers du siècle dernier, au moyen d'une eau admirable. Il y a quelques années, un médecin espagnol, ou du moins se disant tel, apporta à Paris un savon préservatif et même curatif de la syphilis : au bout d'un an, il n'était plus curatif mais seulement préservatif. Depuis quelques années, le savon est métamorphosé en poudre.

Toutes les applications locales ayant été reconnues insuffisantes, parce que le frottement les fait disparaître, on a fabriqué avec la baudruche de petits sacs oblongs, très minces et très souples. Si la petite capote est bien entière, elle sera un véritable préservatif ; mais

si elle a été percée par des vers, si elle se déchire ou si
elle se dérange par des causes faciles à concevoir, le
virus pénétrera avec facilité. Enfin, la capote pourra
bien défendre l'organe principal; mais les accessoires,
mais la bouche, seront exposés à une contagion immi-
nente.

La morale permet-elle d'user de ces précautions ? ne
favorisent-elles pas le libertinage ? Des moralistes mo-
roses, rigides, les blâment, les condamnent; les hommes sages et véritablement religieux, qui savent appré-
cier les faiblesses humaines, les tolèrent et les pardon-
nent; si on écoutait ces faux dévots, il faudrait aussi
abandonner les malades et les laisser en proie à leurs
ulcères rongeants, à leurs douleurs atroces; il faudrait
renoncer à sauver leurs organes menacés de destruction. Sans doute il y a un grand nombre de filles débau-
chées, d'hommes libertins ; mais aussi combien de
femmes sont les victimes de l'inconduite de leurs maris ?
combien de jeunes personnes ont succombé par faiblesse, par inexpérience, par séduction, par besoin ! il
y a des choses qui révoltent au premier aspect, mais
que la réflexion adoucit et rend supportables. Les *maisons publiques* sont tolérées, sont organisées par les
autorités, par les gouvernements, pour éviter les séduc-
tions des femmes honnêtes. Si ces maisons sont permises,
il est donc prudent de chercher, d'indiquer les moyens
de préserver le corps quand le cœur est entraîné. Si
c'était un crime de favoriser l'emploi des préservatifs,
c'en serait un bien plus grave encore de faire visiter
ces femmes par des médecins, de les séquestrer momen-
tanément de la société et de les faire guérir.

www.ingramcontent.com/pod-product-compliance
Ingram Content Group UK Ltd.
Pitfield, Milton Keynes, MK11 3LW, UK
UKHW021036120726
13693UKWH00005B/2325